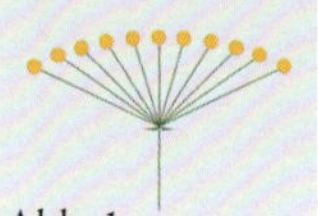

Abb. 1

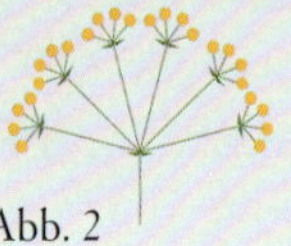

Abb. 2

Die Blüten bilden sogenannte Trugdolden (siehe Abb. 1). Im Gegensatz zur „echten Dolde“ (siehe Abb. 2) entspringen der Hauptachse keine Nebenachsen. Am Stiel der Blüte entwickelt sich ein sogenanntes Tragblatt, welches hellgrün oder auch leicht cremefarben sein kann. Es hat eine Länge von 5 bis 7 cm.

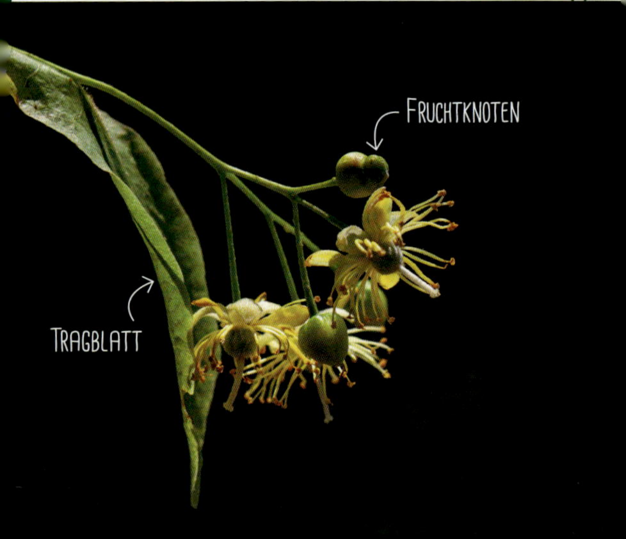

Damit können die Früchte nach der Befruchtung „davonsegeln“ und relativ große Strecken zurücklegen. Die sehr intensiv duftenden Blüten bestehen aus 5 Kelchblättern, 5 Kronblättern und zahlreichen Staubgefäßen. Aus dem Fruchtknoten entwickelt sich ein Nüsschen, welches den Samen umschließt.

Die Lindenblüten verströmen ein intensiv duftendes ätherisches Öl, das alle Bienen in der Umgebung anlockt, sodass der Baum zur Blütezeit wie ein riesiges, wimmelndes Gebilde aussieht.

Die Borke ist netzförmig aufgerissen und von graubrauner Farbe.

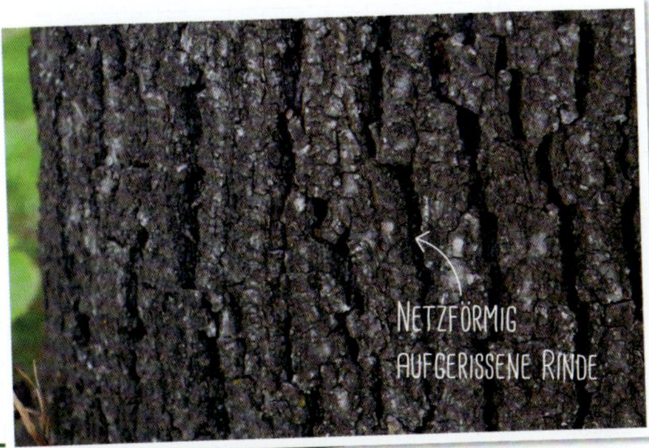

Lindenblüten und -blätter sind ungiftig. Die Bäume können zwischen 800 und 2000 Jahre alt werden.

Die Winter- und die Sommerlinde unterscheiden sich nur geringfügig: Die Winterlinde erreicht mit ca. 160 Jahren eine Höhe von bis zu 24 m. Ab diesem Zeitpunkt wächst sie nur noch in die Breite. Die Blätter (3 bis 10 cm) sind nicht behaart oder wollig und in den Nervenlinien rötlich. Sie sind etwas kleiner als die der Sommerlinde. Die Blütendolden haben zwischen 5 und 9 Blüten. Die Samenkapseln sind leicht zerdrückbar.

Die Sommerlinde (auch „großblättrige Linde“) erreicht eine Höhe von bis zu 30 m. Ihre etwas größeren Blätter (bis 15 cm) sind unterseits weich behaart. Ihre Blütenstände setzen sich aus 2 bis 5 Blüten zusammen. Die Samen-Nüsschen sind größer als die der Winterlinde und mit bis zu 5 Längsrippen versehen. Die Kapseln sind nicht zerdrückbar.

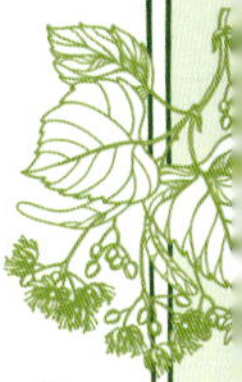

Verwendungsmöglichkeiten

Die Samen der Linde sind sehr fettreich und können mit Hilfe einer Ölpresse zu einem wertvollen Öl weiterverarbeitet werden. Allerdings benötigt man zur Herstellung eines Liters Lindenöl ca. 7 kg Samen – das muss man erst einmal sammeln. Das Öl der Linde ist zitronengelb und eignet sich sehr gut als Speiseöl.

Die jungen Blätter können gekocht, aber auch roh verwendet werden. Für kulinarische Zubereitungen verwendet man aber meistens nur die Lindenblüten.

Die Lindenkohle bzw. Lindenasche ist ein altbewährtes Entsäuerungsmittel und hilft, Schlackenstoffe aus Magen und Darm auszuleiten. Lindenkohle ist in Apotheken oder online erhältlich.

Das Holz sowohl der Sommer- als auch der Winterlinde ist ein hervorragendes Drechsel-, Schnitz- und Bildhauerholz.

Nach dem Sammeln werden die Lindenblüten **nicht** gewaschen!

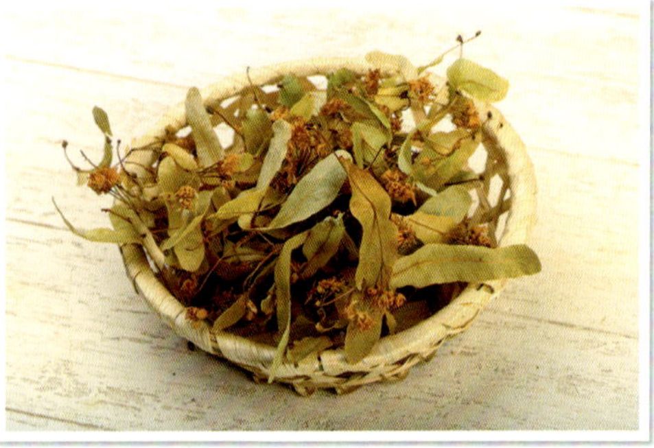

Lindenblüten sind einfach zu trocknen: entweder bei geringster Wärme im Dörrautomat oder im leicht geöffneten Backofen auf kleinster Stufe. Man kann sie auch auf einem Rost trocknen: Dafür baut man einen Rahmen aus Dachlatten, der mit feinem

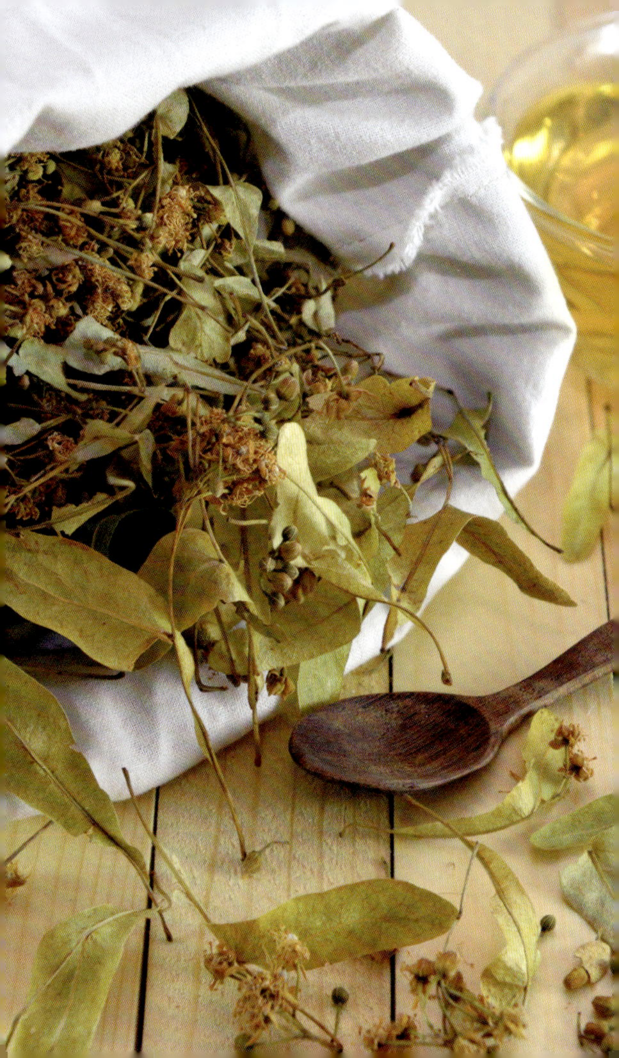

Hasendraht überspannt wird. Darauf legt man z. B. Papier, große Geschirrhandtücher oder Omas gute, alte Leinenlaken.

Auch Gemüsekisten aus Holz ergeben einen guten „Dörrapparat“: Sie können alte Gardinen oder Ähnliches passend zurechtschneiden, mit Reißzwecken in die Kiste spannen und das Trockengut auslegen. Wenn Sie mehrere solcher Kisten aufeinander stapeln, haben Sie auf kleinstem Raum eine ziemlich große Trockenfläche.

Lindenblüten und alle anderen Kräuter dürfen auf keinen Fall draußen trocknen, da sie über Nacht immer wieder feucht werden und irgendwann schimmeln. Wenn die Lindenblüten trocken sind, also nach ca. 6 bis 8 Wochen, werden sie möglichst luftdicht und trocken in Dosen oder dunklen Gläsern gelagert. So bleiben sie sicher mindestens ein Jahr haltbar. Das Datum auf der Verpackung nicht vergessen!

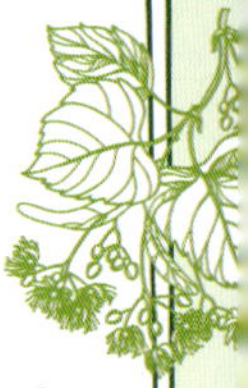

Herstellung von Blütenessenzen

Die Anwendung von Blütenessenzen geht auf den britischen Arzt Edward Bach zurück. Er ging davon aus, dass jede körperliche Krankheit auf eine seelische Störung zurückgeht und dass man diese durch Harmonisierung heilen kann. Diese Harmonisierung wird durch Blütenessenzen („Bachblüten“) unterstützt. Diese werden mit der Sonnenmethode gewonnen, d. h. man nutzt die Kraft der Sonne, um die Schwingungen der Blüten auf das Wasser zu übertragen.

Da die Sonne auf die Blüten einwirken muss (mindestens 3 Stunden), um eine sogenannte „Mutteressenz“ herzustellen, funktioniert die Sonnenmethode auch *nur an sonnigen Tagen.*

Man braucht:

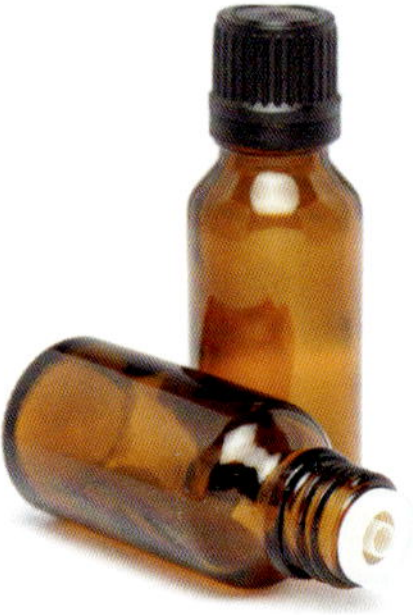

- eine Glasschale
- Quellwasser oder gutes Mineral- wasser ohne Kohlensäure
- Haushaltshandschuhe oder ein Stück Papier
- Essig oder Alkohol
- eine braune Glasflasche
- einen kleinen Trichter

Anleitung:

- Die Blüten mit dem Haushaltshandschuh oder dem Papier abpflücken, um die Essenz nicht mit dem eigenen „Finger- abdruck“ zu verunreinigen.
- Das Wasser in die Schale füllen und die Blüten hineinlegen. Die Schale soll randvoll sein und die Blüten müssen ganz mit Wasser bedeckt sein.
- Die Glasschale an einen sonnigen Platz stellen, damit die Kräfte der

Blüten auf das Wasser übertragen werden können. Schön ist ein Platz auf einer Wiese oder zwischen Blumen.

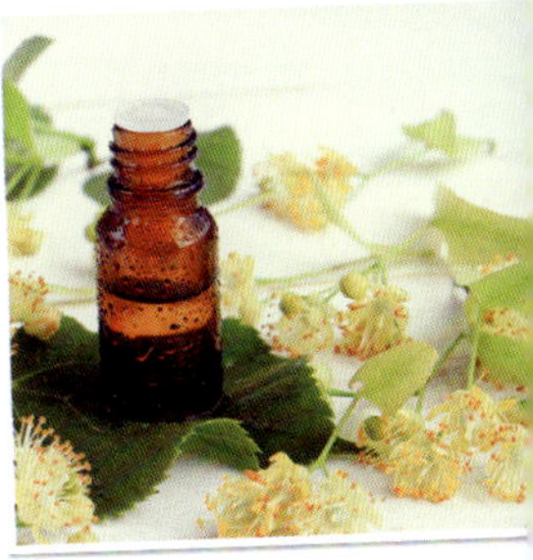

- Die Blütenschale mindestens drei Stunden lang stehen lassen, dann ist die Blütenessenz, auch „Mutteressenz" genannt, fertig.
- Die Blüten abfiltern und die Essenz in die Flasche füllen. Ca. ¼ Essig oder ⅒ Alkohol als Konservierungsmittel dazugeben.
- Wenn Wasser übrig ist, kann man ein paar Schlucke davon trinken oder die Stirn damit benetzen, um sich auf die Blütenessenz einzustimmen.
- Die verschlossene Flasche kurz schütteln, um die wässrige Essenz mit dem Konservierungsmittel zu vermischen, und dann mit Inhalt und Datum beschriften.

- Diese „Mutteressenz“ wird nun wie Bachblüten verwendet: Man nimmt ein Tropffläschchen und gibt 1 Tropfen der Mutteressenz auf je 10 ml Wasser.
- Man nimmt die Bachblüten während der ersten 2 bis 3 Tage nach Bedarf ein: Das kann minütlich, stündlich oder nur ab und zu sein – verlassen Sie sich auf jeden Fall auf Ihr Gefühl, es ist alles erlaubt. Es ist empfehlenswert, vor der Einnahme den Mund kurz mit einem Schluck Wasser zu spülen.

Lindenblüte als Blütenessenz verhilft auf körperlicher Ebene bei Aufregung und Nervosität zur Ruhe und wirkt lindernd bei Erkältungskrankheiten und Schmerzen. Die Linde öffnet das Herz, lässt Liebe einströmen und entspannt Körper und Gemüt. Der Mensch kann sein Umfeld wieder gut tolerieren und wird aus der vermeintlichen Isolation gelöst. Die Lindenblüte gibt den Menschen das Gefühl, geliebt zu werden.

Medizinische Anwendung

Bereits im 16. Jahrhundert pries der deutsche Arzt und Apotheker Tabernaemontanus (1522–1590) die Heilwirkung der Linde:

Das Wasser aus der Blüet gebrennt / wird hoch gerühmet wider die Fallende sucht der jungen Kinder: wil man aber diesen Tranck etwas stärcker haben / soll man ein drittheil Päonienwasser darzu vermischen. Es wird auch sonst gebraucht wider den Schlag / den Schwindel und andere kalte Gebresten dess Hirns. Wen der Schlag getroffen hat / der nimm Lindenblüetwasser / Mayenblumenwasser / unnd schwartz Kirschenwasser / vermische sie durch einander / und trincke jederzeit ein Untz darvon. Diss Wasser getruncken / ist gut den versehrten Därmen / von der rohten Ruhr / wird von etlichen auch für das Bauchgrimmen geben. Das Wasser von Lindenblüet / vertilget die Flecken im Angesicht.

Die Winter- und Sommerlinden wirken beide gleichermaßen heilend. Medizinisch verwendet werden die Blüten, die Lindenkohle und die Rinde. An allererster Stelle stehen natürlich die Blüten mit ihren beruhigenden und heilenden Inhaltsstoffen – ein Tee aus Lindenblüte streichelt die Seele und entspannt ungemein.

Die Linde hilft bei allen Erkältungsanzeichen und unterstützt unser Immunsystem. Alles „Verkrampfte“ und „Verspannte“ wird vorsichtig gelöst und sanft reguliert. Auch Nervosität, Ängste und Schlafstörungen löst die Linde sanft auf und ist daher für überreizte Kinder, gestresste Erwachsene und ältere Menschen sehr gut geeignet: mit ihrem sanften Temperament hilft sie, wieder in eine seelische oder emotionale Balance zu kommen.

Sie fördert die Ausscheidung von Giftstoffen und toxischen Abfällen und hilft den Nieren, überschüssige Harnsäuren auszuleiten.

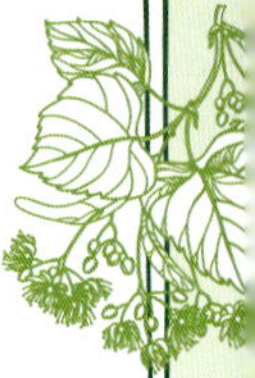

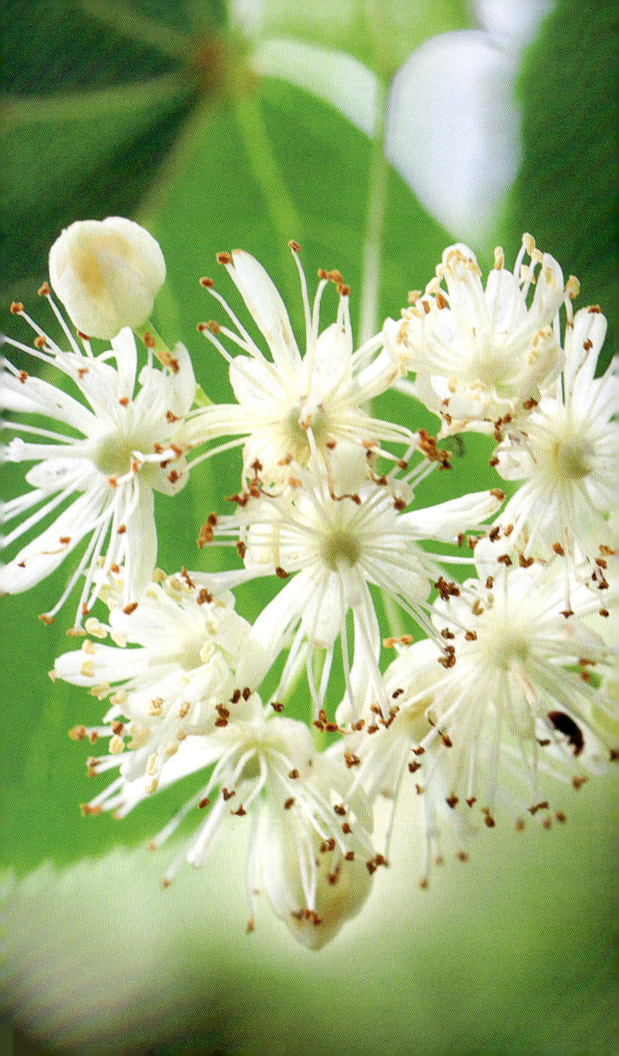

Lindenzubereitungen regulieren die Schilddrüsenfunktion und den Cholesterinspiegel, reinigen das Blut und stabilisieren Herz und Kreislauf. So helfen sie bei erhöhtem Blutdruck, Herzbeschwerden wie Angina pectoris, Nervenbeschwerden und nervöser Müdigkeit.

Innerliche Anwendung:

Die Blüten von Winter- und Sommerlinde zählen zu den bekanntesten und ältesten Heilmitteln und werden schon seit undenklichen Zeiten als beruhigende und erkältungswidrige Teedroge eingesetzt.

Getrocknete Lindenblüten sollte man immer im Haus haben, am besten natürlich selbst gepflückte, aber zur Not tun es auch gekaufte Bio-Blüten. Denn wie bereits erwähnt, handelt es sich bei der Linde um eine „Allrounderin“, die einerseits bei einer Erkältung kräftig „zuschlagen“ kann,

aber andererseits auf der seelischen, empfindsameren Herzensseite sehr vorsichtig agiert. So kann die Linde auch erhöhten Blutdruck regulieren. Da dieser häufig aus Angst und Stress entsteht, trägt die Linde als pflanzliches Sedativum zur Senkung des Blutdrucks bei. Lindenblüten verringern auch die Auswirkungen von Arteriosklerose, sodass es nur selten zu einem Angina-pectoris-Anfall kommt.

Die wassertreibende Wirkung der Lindenblüten hilft bei Blasen- und Nierenleiden, die krampflösende Wirkung lindert Magenschmerzen und Unterleibsbeschwerden sowie Kopfschmerzen und Migräne. Bei Husten lösen Lindenblüten durch die

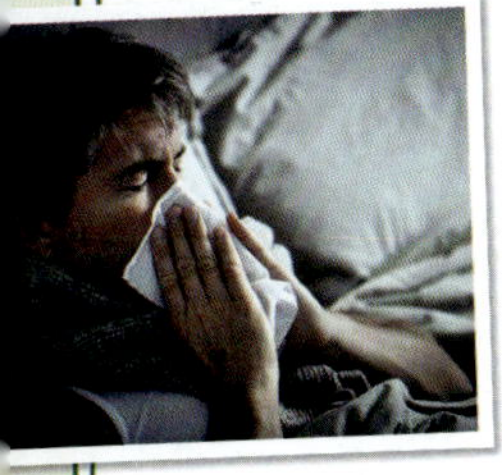

intensiven ätherischen Öle den zähen Schleim, entkrampfen die Bronchien und erleichtern das Abhusten. Und fast nebenbei verschwindet auch noch der Schnupfen …

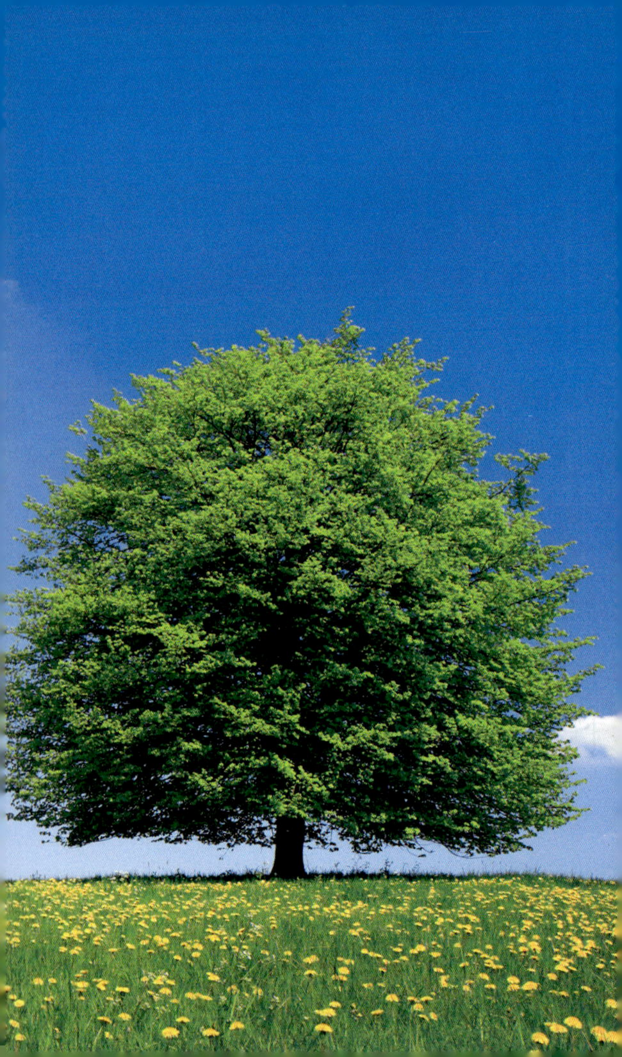

Besonders Kinder lieben den feinen Tee mit dem schönen, fast narkotisierenden Duft, denn man kann so schön dabei einschlafen. Das gilt übrigens auch für Erwachsene: ½ Stunde vor dem Schlafengehen 1 Tasse Lindenblütentee trinken und die Nachtruhe ist gerettet.

Lindenblütentee

Übergießen Sie eine Handvoll getrocknete oder frische Lindenblüten mit einem Liter heißem, nicht kochendem Wasser. Decken Sie die Kanne sofort ab, damit sich die wertvollen ätherischen Öle nicht verflüchtigen. Lassen Sie den Tee 5 Minuten ziehen, sieben Sie ihn ab (muss aber nicht sein, der Tee wird nicht bitter) – und trinken Sie von dem heißen Tee so viel wie möglich.

Lindenblütentee ist gut gegen Erkältung und Grippe, unterstützt das Immunsystem und steigert die Abwehrkräfte.

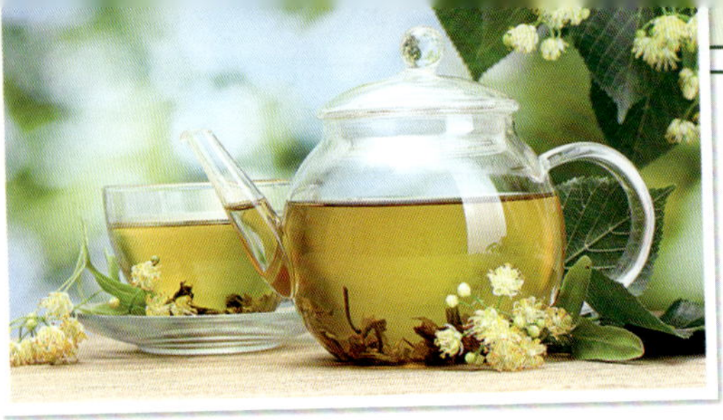

Die wassertreibende Wirkung der Lindenblüten hilft bei Blasen- und Nierenleiden, die krampflösende Wirkung lindert Magenschmerzen und Unterleibsbeschwerden sowie Kopfschmerzen und Migräne. Auch bei Husten lösen Lindenblüten den zähen Schleim, entkrampfen die Bronchien und erleichtern das Abhusten.

Den Tee süßen und seine Wirkung verstärken können Sie mit einem selbst angesetzten Lindenblüten-Honig. Geben Sie etwa 1 Tasse Lindenblüten auf 1 Glas möglichst flüssigen Honig und vermischen Sie alles sorgfältig. Schon nach 24 Stunden hat der Honig das Aroma angenommen!

Lindenkohle

Lindenkohle wird aus der Holzkohle der Linde gewonnen. Man erhält sie in Apotheken oder Drogerien. Die Lindenkohle bindet das Vielfache ihrer eigenen Menge an giftigen bzw. unverträglichen Stoffwechselrückständen wie Krankheitskeimen oder Gärungs- und Fäulnisrückständen und scheidet sie über den Darm aus.

Anwendungsempfehlung:
Bei Bedarf oder bei Fastenkuren nimmt man 24 Tage lang jeden Morgen auf nüchternen Magen ½ Teelöffel ein, mit etwas Wasser oder Honig. Alternativ kann man 2-mal wöchentlich über einen Zeitraum von 1 bis 2 Monaten ½ Teelöffel nach den Mahlzeiten einnehmen.

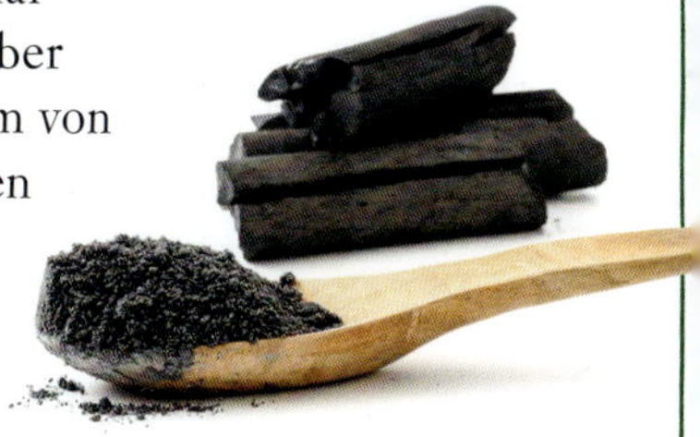

Äusserliche Anwendung:

Lindenkohlen-Auflage

Die zerriebene oder pulverisierte Lindenkohle kann äußerlich auf schlecht heilende, eitrige Wunden aufgebracht werden. Nach ca. 15 Minuten muss sie wieder abgespült werden. Bei Bedarf wiederholen.

Lindenblüten-Bad

In einen Liter heißes, aber nicht kochendes Wasser 2 Handvoll frische oder getrocknete Lindenblüten geben, abdecken und 10 Minuten ziehen lassen. Dann filtrieren und dem Badewasser zugeben.

Das Lindenblüten-Bad ist eine Wohltat für rheumageplagte, nervöse Menschen oder „überdrehte“ Kinder.

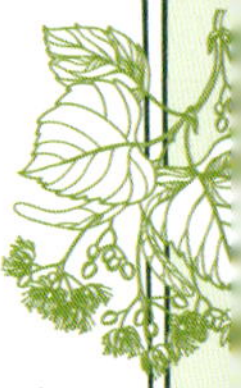

Für schöne Augen

Zur Klärung und Reinigung der Augen empfiehlt Hildegard von Bingen, vor dem Schlafengehen frische, etwas angepresste Lindenblätter auf die Augen zu legen.

Gesichtswasser

Ein feines Gesichtswasser stellen Sie mittels eines Teeaufgusses her: Überbrühen Sie 1 Esslöffel Lindenblüten mit 250 ml heißem Wasser und lassen Sie den Tee mit einem Tellerchen abgedeckt abkühlen. Sprühen Sie den Aufguss als pflegendes und belebendes Gesichtswasser auf die Haut oder waschen Sie das Gesicht damit. Das beruhigt die angespannte und gereizte Gesichtshaut.

Dieser Aufguss ist auch gut als Haarspülung geeignet: Er macht die Haare geschmeidig und entspannt die Kopfhaut.

Kochen mit Lindenblüten

Da der medizinische Nutzen der Linde meistens im Vordergrund steht, kommt die kulinarische Seite der wunderbar duftenden Blüten oft zu kurz. Hauptsächlich wird sie in alten Kochbüchern erwähnt, da die Bauersfrauen alles Essbare irgendwie verwerten konnten und mussten. Auch als Sonntagsdessert ist die Linde immer gut – und etwas ganz Besonderes.

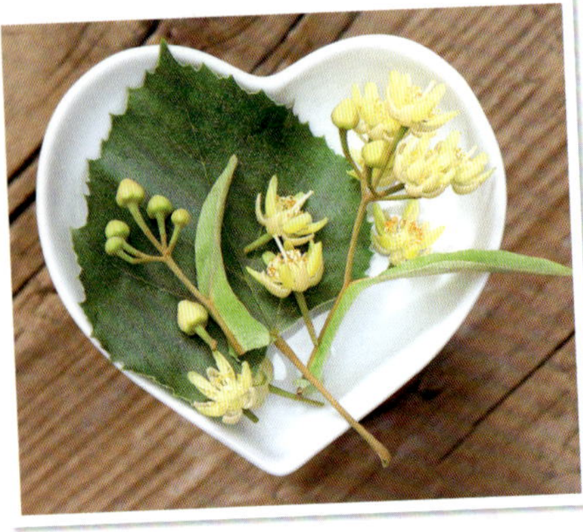

Lindenblütenzucker

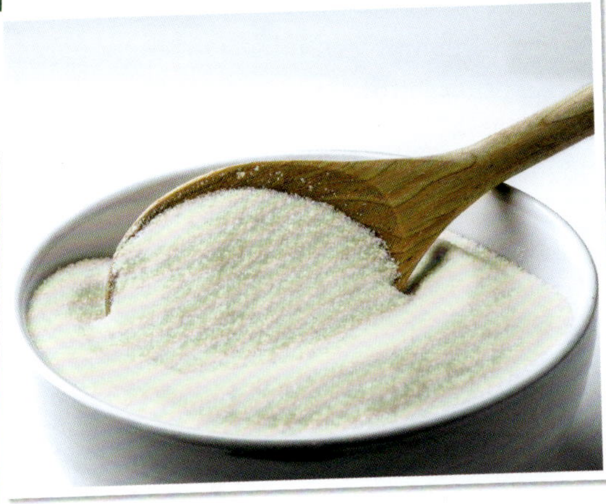

Zutaten:

⅓ Lindenblüten
(mit dem hellgrünen Zeigeblatt)
⅔ Xylit
(Birkenrindenzucker)
etwas abgeriebene Schale
einer unbehandelten Zitrone

Zubereitung:

1. Geben Sie die Lindenblüten und den Zucker in einen Mixer. Auf höchster Stufe 1 bis 2 Minuten mixen, bis eine hellgrüne Zucker-Lindenblüten-Masse entsteht. Dann einen Hauch Zitronenschale dazugeben und die Masse auf einem mit Backpapier ausgelegten Backblech verteilen.
2. Die Zuckermasse im leicht geöffneten Backofen auf niedrigster Stufe austrocknen lassen.

Tipp

Diesen wunderbaren Lindenblütenzucker können Sie in der Sahne, als Dekoration auf Torten und Desserts, aber auch zu Grießbrei und Pfannkuchen reichen. Natürlich kann man auch einfach den Tee damit süßen.

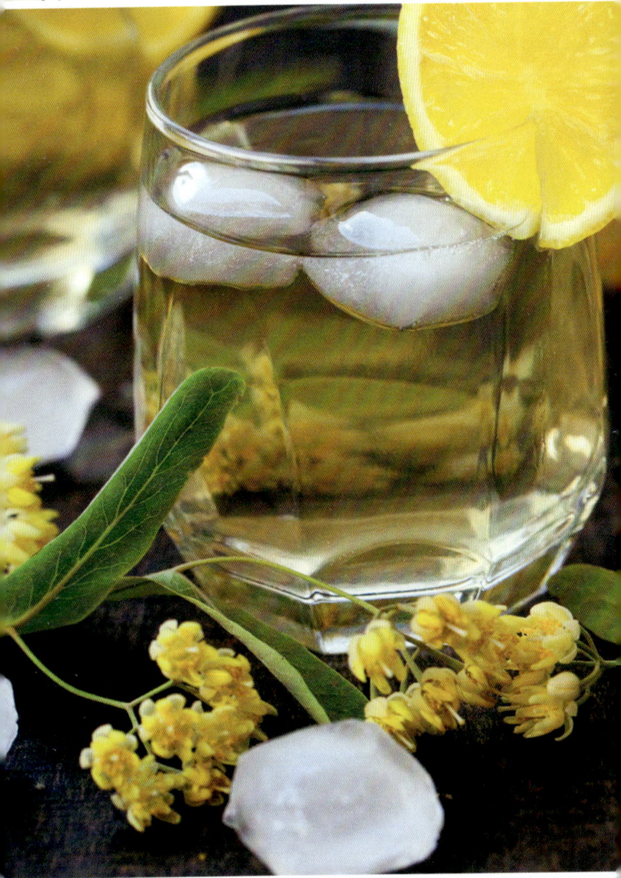

Ruck-zuck-Lindenlimonade

Zutaten:

2 Handvoll frische Lindenblüten
1 Liter Wasser
einige Zitronenscheiben
Zucker oder Honig nach Belieben

Zubereitung:

1. Geben Sie die Lindenblüten in eine Karaffe und übergießen Sie sie mit dem Wasser. Fügen Sie noch einige Zitronenscheiben hinzu und süßen Sie nach Belieben mit Zucker oder Honig.
2. Lassen Sie das Ganze über Nacht an einem kühlen Ort stehen. Am anderen Tag wird alles abgesiebt, die Limonade nochmal mit frischen Zitronenscheiben versehen und eventuell noch etwas nachgesüßt.

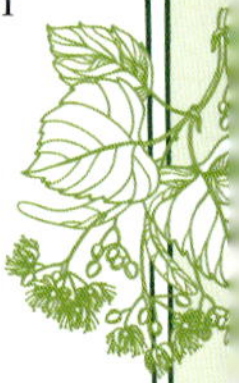

Himbeerkuchen mit Lindenblüten

Zutaten:

500 g Dinkelmehl
4 Eier
100 g Butter
2 EL Pflanzenöl
1 Prise Salz
1 Handvoll Lindenblüten
200 g Quark
2 EL süße Sahne
abgeriebene Schale einer unbehandelten Orange
100 g Zucker (oder Lindenblütenzucker)
3 EL Lindenblütenhonig
200 g Himbeeren

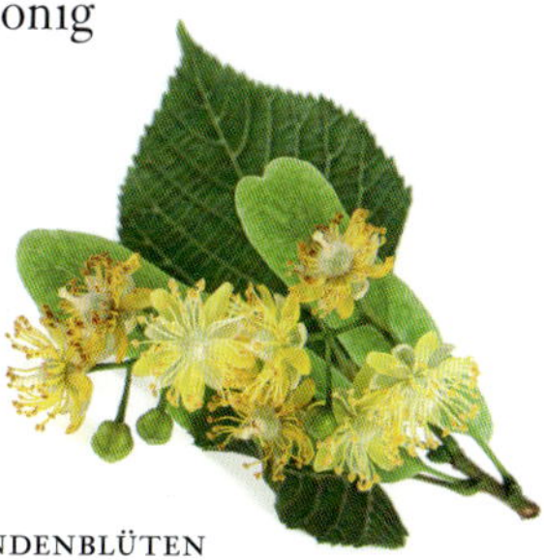

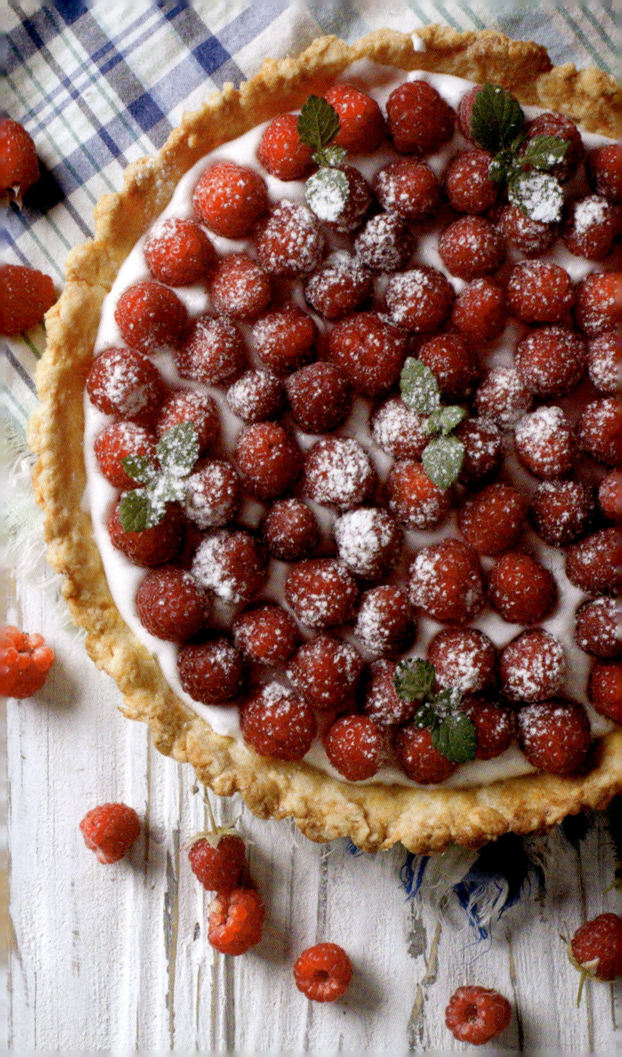

Zubereitung:

1. Aus dem Dinkelmehl, zwei Eiern, der Butter, dem Öl und dem Salz einen Mürbeteig kneten und 2 Stunden im Kühlschrank ruhen lassen.
2. Die Lindenblüten fein hacken. In einer Schüssel den Quark, die Sahne, die restlichen zwei Eier, die Orangenschale, den Zucker und die Lindenblüten gut verrühren. Den Backofen auf 200 °C (Umluft 180 °C) vorheizen.
3. Den Teig aus dem Kühlschrank nehmen, auf einer bemehlten Unterlage rund ausrollen und eine runde Backform damit auslegen, sodass der Teig etwas über den Rand hängt. Die Quark-Sahne-Mischung auf dem Teig verteilen. Nun den noch überstehenden Teig nicht zu knapp abschneiden und den Kuchen im vorgeheizten Backofen ca. 50 Minuten backen.

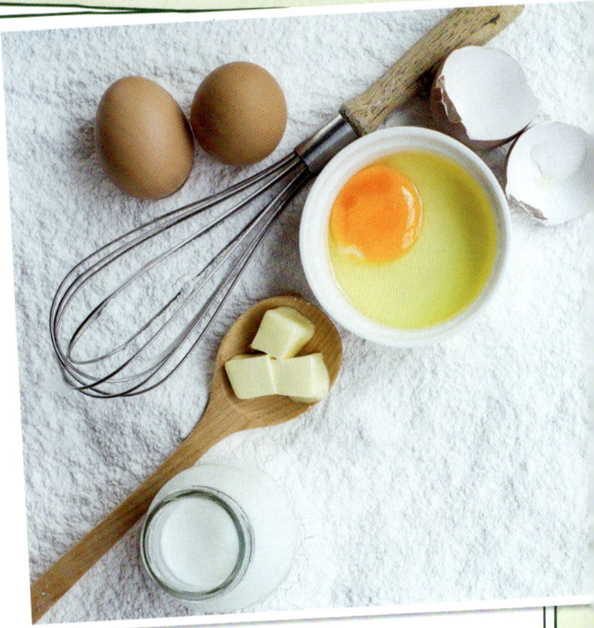

4. Auf dem noch warmen Kuchen den Lindenblütenhonig verteilen und die Himbeeren darauflegen. Nach Belieben noch mit Puderzucker bestäuben und mit Lindenblüten oder Minzblättchen dekorieren.

Lindenblüten-Gelee

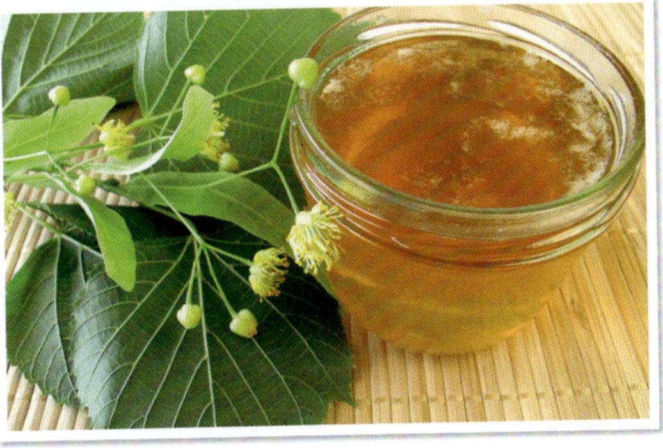

Zutaten:

200 g Lindenblüten
3 l Apfelsaft oder 1,5 l Apfelsaft und 1,5 l Weißwein
1,5 kg Gelierzucker

Zubereitung:

1. Die Lindenblüten auf einer weißen Fläche in der Sonne (z. B. weißes Geschirrhandtuch oder Backpapier) ausbreiten, sodass die kleinen Käferchen

herauskrabbeln (ca. 10 Minuten). Dann die Lindenblüten in einen großen Topf geben und den Apfelsaft bzw. die Mischung aus Apfelsaft und Weißwein dazugeben und alles 2 Tage zugedeckt an einem kühlen Ort stehen lassen.

2. Die Lindenblüten abseihen. Den Saft in einem Topf erwärmen und den Gelierzucker einrieseln lassen. 4 Minuten sprudelnd kochen und dann die Gelierprobe machen: 2 bis 3 Tropfen auf einen kalten Glasteller geben, abkühlen lassen und die Konsistenz überprüfen.
3. Wenn die Gelierprobe gelingt und die Tropfen fest werden, kann das Gelee in ausgekochte Gläser gefüllt werden. Achtung: Die Gläser werden sehr heiß, deshalb sollten Sie besser Arbeitshandschuhe verwenden. Verschließen Sie die Gläser sofort mit einem Deckel und stellen Sie sie für 5 Minuten auf den Kopf, dann wird auch der Deckel sterilisiert.

Lindenblütenwein

Zutaten:

3 Handvoll Lindenblüten
750 ml Weiß- oder Roséwein, lieblich

Zubereitung:

1. Die frisch gesammelten Lindenblüten werden mit dem Wein übergossen und 21 bis 28 Tage dunkel gestellt, wobei der Ansatz täglich geschüttelt werden sollte.
2. Nach dieser Zeit kann der Lindenblütenwein abgefiltert und in Flaschen gefüllt werden. Er sollte kühl und dunkel gelagert werden.
3. Lindenblütenwein wirkt leicht beruhigend und hilft, das Herz zu öffnen. Nehmen Sie bei Bedarf ein Likörgläschen voll ein.

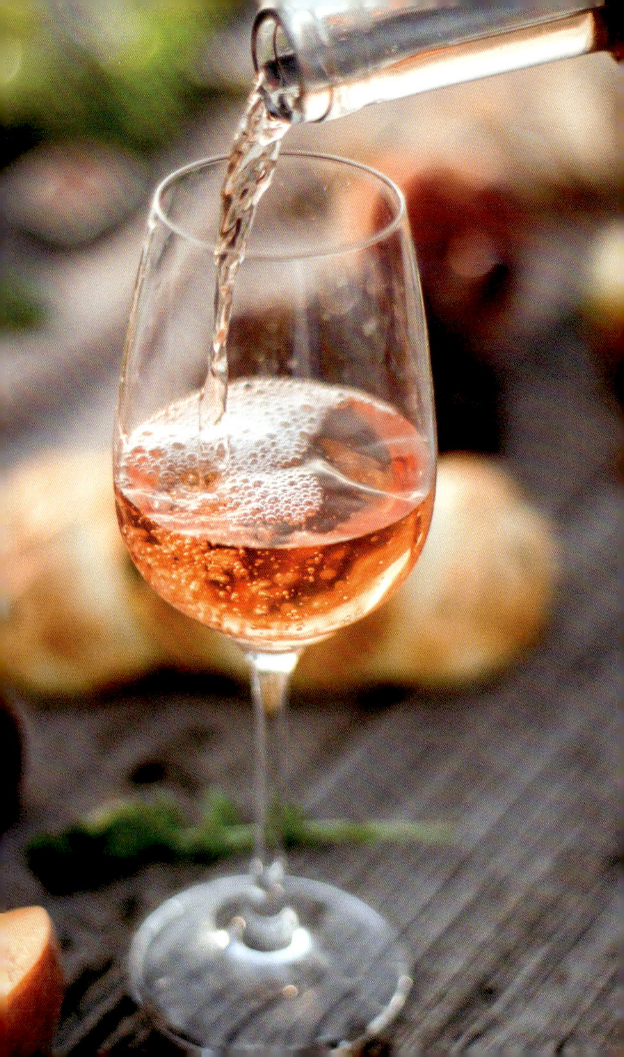

Astrologie und Pflanzenkunde

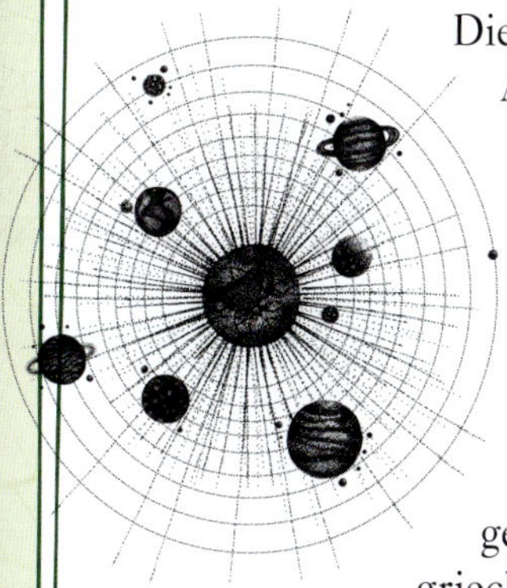

Die Verknüpfung der Astrologie mit der Pflanzenkunde spielt in unserer abendländischen Tradition schon von jeher eine wichtige Rolle. Nach Überlieferungen vertrat schon der griechische Weise Hermes Trismegistos die Auffassung, dass die Welt im Großen eine Spiegelung der Welt im winzig Kleinen ist: „Wie oben so unten, wie unten so oben." Ein Beispiel zur Veranschaulichung: Stellen Sie sich einen Planeten im Weltall vor, der von einem oder

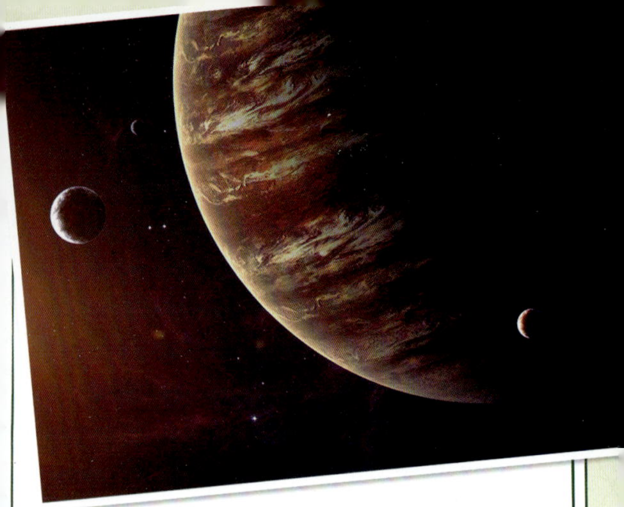

mehreren Monden begleitet wird. Dieses Bild gleicht einem Atom, das von Protonen und Elektronen umkreist wird.

Aber was bedeutet das für die Linde und ihre Wirkung auf den Menschen? Die Linde ist dem Glücksplaneten Jupiter zugeordnet. Dieser Planet ist der schönste Himmelskörper im Sonnensystem und er steckt voller positiver Energien: Er repräsentiert und fördert Wachstum, Glück, Werte und Ideale.

Seine Domänen sind Optimismus, Gerechtigkeit, Vertrauen, Freude und Großzügigkeit. Diese positiven Energien finden sich auch in dem, was die Linde vermittelt, wieder.

Wenn ein Mensch die Freude am Sein verloren hat, weil er vielleicht einen geliebten Menschen vermisst oder sein Vertrauen erschüttert wurde, braucht er in erster Linie Halt und einen sicheren Rückzugsort, um die Wunden heilen zu lassen. Das Gefühl der Ruhe und Wärme unter einer Linde lässt ihn vielleicht still werden und es könnte passieren, dass der Duft und die heitere Anwesenheit von Hunderten von Bienen ihn aufblicken lässt. Vielleicht müsste er, trotz allem, lächeln über das Durcheinander in der Linde. Und er könnte vielleicht erkennen, dass das Leben immer weiter geht und der permanente Wandel nicht nur Trauer bringt, sondern auch Heilung und Veränderung in sich birgt. Optimismus und Freude können sich still und leise wieder einschleichen und die

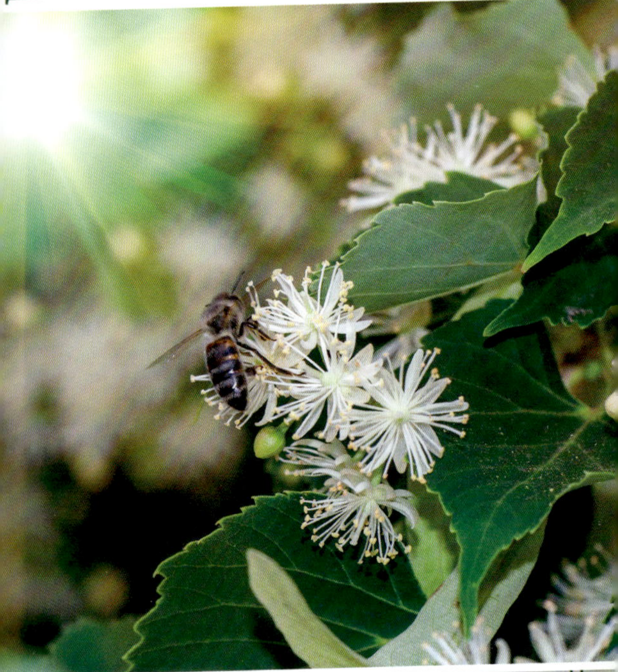

Seele mit zarten Impulsen zurück ins Hier und Jetzt holen. Dann kann Vertrauen wieder wachsen und Freude sich einen Weg ins Herz bahnen.

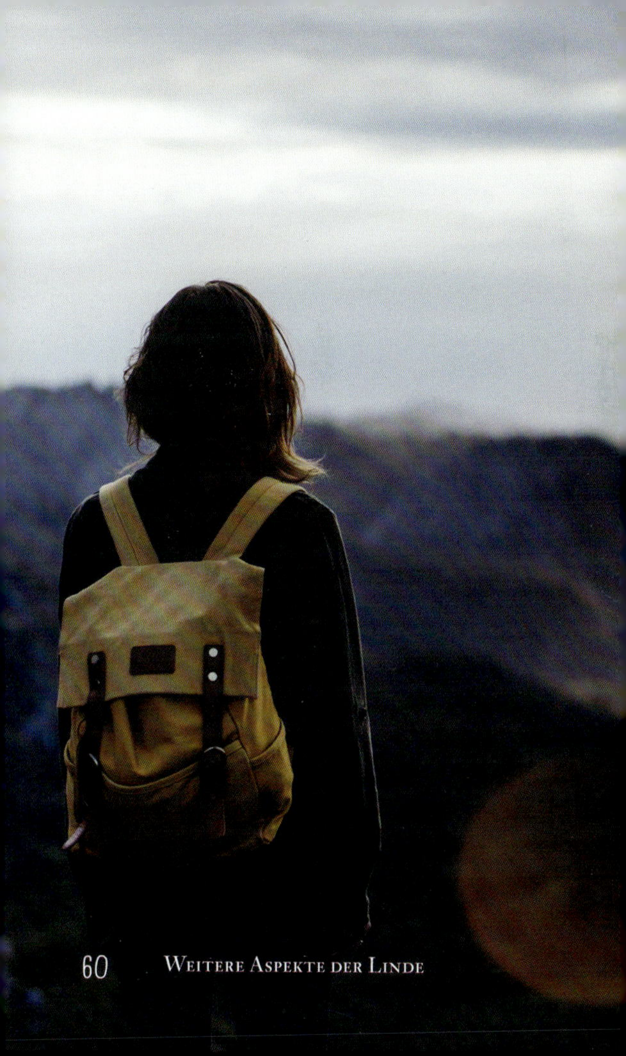

Seelischer Hintergrund

Die eher vorsichtigen, ätherischen Energien der Lindenblüte unterstützen die Seele des Menschen und lassen ihn nach einer Krise – die durchaus auch wie ein normaler Schnupfen aussehen kann – langsam und vorsichtig wieder aufstehen. Ein innerer Seelenfrieden stellt sich ein und Ansichten und Aussichten verändern sich hin zu helleren Horizonten und neuen Ideen.

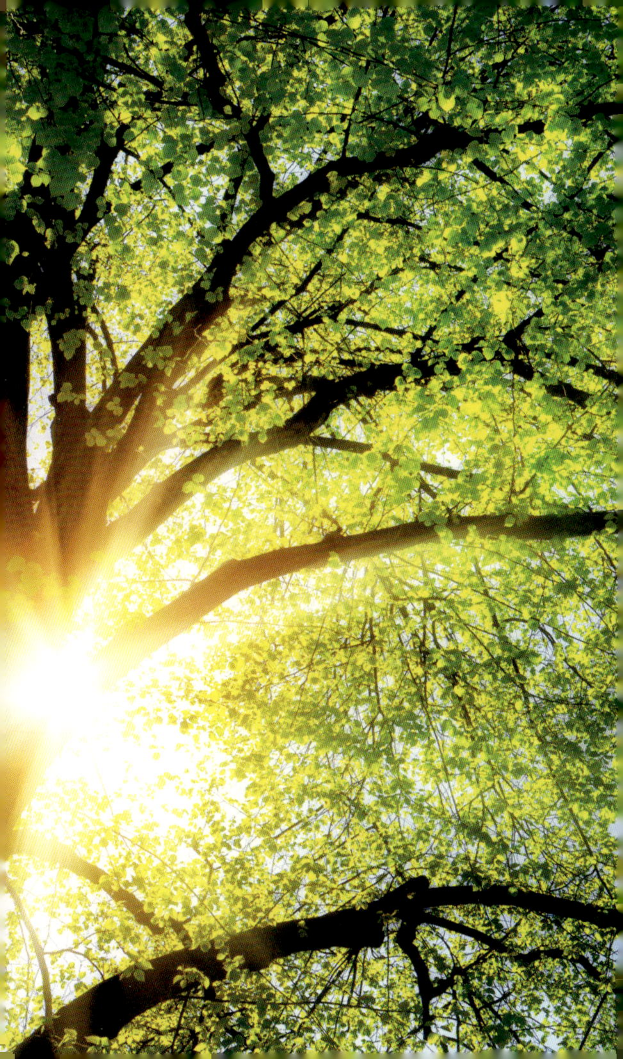

DIE LINDE

Gesät von einem Winde,
der ihren Samen einst verlor,
strebt eine junge Linde
aus dunklem Grund hervor.

Der Erde Muttergüte
betreute sie so lieb und bang,
bis dass die erste Blüte
aus ihrem Leibe sprang.

Wie sie nun breit ausladet
ihr goldig blühendes Geäst,
steht sie von Gott begnadet
im Leben stark und fest.

O Erde, liebe Erde,
mach mich der jungen Linde gleich,
du liebe Seele, werde
wie sie so blütenreich!

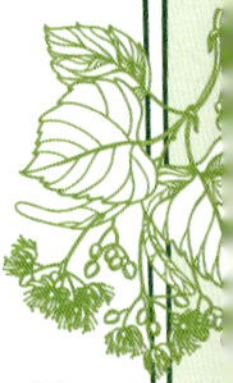

Alfons Petzold
(1882–1923)

Genehmigte Lizenzausgabe
tosa GmbH
Industriestraße 19
64407 Fränkisch-Crumbach 2022
www.tosa-verlag.de

Idee und Projektleitung: Sonja Sammüller
Layout, Satz und Umschlaggestaltung:
design cat GmbH

ISBN 978-3-86313-079-4

Bildnachweis:
Shutterstock: aarisham 13; Africa Studio 39; Anna Ok 30; Andrej Safaric 24; Andrey Starostin 25; arigato 7, 31, 32, 45;AS Food studio 49; Bildagentur Zoonar GmbH 8; BUSINESS-CREATIONS 29; Dn BR 2-64; domnitsky 48; dugdax 37; Dynamicfoto 44; Elena Maen U1; Elenamiv 12; geraria 3, 5, 7, 14, 16, 20, 22, 25, 28, 32, 43, 56; GoodStudio 56; Heike Rau 52; kukuruxa 10; kurhan 36; MADDRAT 2-64; Maria Savenko 60; nada54 48; Oscity 9; P-fotography 51; Peter Turner Photography 15; Peter Vanco 34; photosounds 21; Savchenko 55; skimin0k 59; Smileus 62; Trum Ronnarong 40; Vadim Sadovsk 57; Vera Petruk 26; Viacheslav Rubel Cover, 1

Alle weiteren Bilder von design cat GmbH

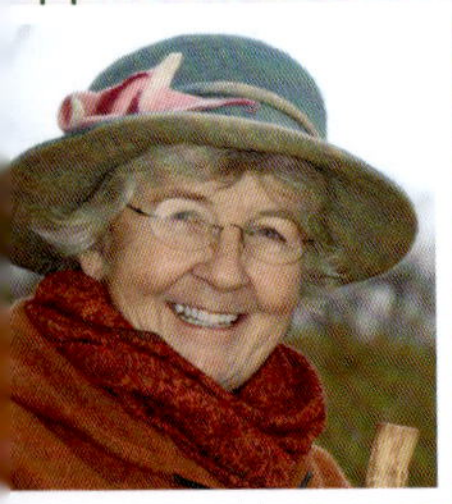

Martina Tolnai leitet seit mehr als 10 Jahren Seminare und Ausbildungen zum Thema Kräuter. Die gelernte Krankenschwester ließ sich 2006 zur Heilkräuterfachfrau ausbilden.

2011 absolvierte sie eine Ausbildung in systemischer Homöopathie und ritueller Räucherkunde sowie 2014 zur Wildnispädagogin. Ihr umfangreiches Fachwissen vertieft sie außerdem bei zahlreichen Fort- und Weiterbildungen und gibt es in Form von Vorträgen und Fachartikeln an ihr Publikum weiter.

Wichtiger Hinweis:

Im Zweifelsfall empfiehlt es sich, vor der Verwendung der Linde Rücksprache mit einem Arzt zu halten, um etwaige Unverträglichkeiten auszuschließen. Allergikern, Schwangeren sowie Stillenden wird dringend geraten, sich vorab von ihrem Arzt beraten zu lassen. Die Anwendungen und Rezepte aus diesem Buch sind nicht für Babys und Kinder unter 6 Jahren geeignet.

Die abgedruckten Informationen und Rezepte wurden nach bestem Wissen und Gewissen zusammengestellt. Der Verlag übernimmt keine Haftung für Schäden jedweder Art, die sich direkt oder indirekt aus dem Gebrauch der Rezepte und Anwendungsvorschläge des Buches ergeben können.

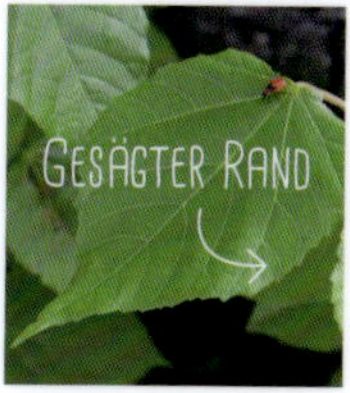

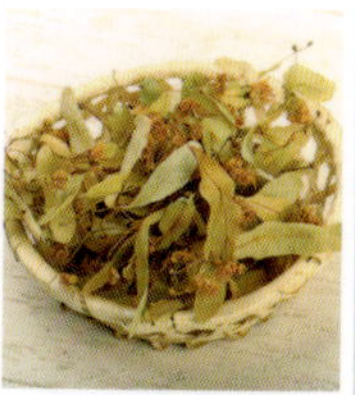

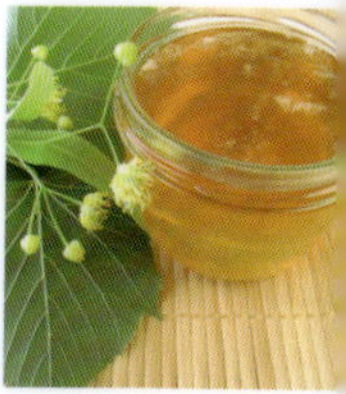

Lindenblüten enthalten wertvolle Vitalstoffe, die wir uns zunutze machen können – um Beschwerden vorzubeugen und zu lindern oder um den Speiseplan zu bereichern.

Die duftenden Blüten der Linde wirken u. a. entzündungshemmend und beruhigend, sie stärken das Immunsystem und lassen sich z. B. zu einem wunderbaren Lindenblüten-Gelee verarbeiten.

Erfahren Sie alles über Aussehen, Vorkommen, Ernte und Verwendung und lassen Sie sich von köstlichen Rezepten inspirieren!

ISBN 978-3-86313-079-4

STECKBRIEF

Wissenschaftlicher Name:
Tilia cordata (Winterlinde), *Tilia platyphyllos* (Sommerlinde), *Tilia x vulgaris* („Holländische Linde“ = Kreuzung aus Winter- und Sommerlinde)

Volksnamen: Bastholz, Waechlind („Weichlinde“), Zahme Linde, Lingeboom, aber auch Liebesbaum oder Gerichtsbaum

Familie: Malvengewächse *(Malvaceae)*

Verwendete Pflanzenteile:
Flügelblätter mit Blüten von Winter- und Sommerlinde, Holzkohle des Lindenholzes

Sammelzeit Flügelblätter und Blüten:
Sommerlinde: Juni; Winterlinde: Juli

Die wichtigsten Inhaltsstoffe: ätherische Öle (antibakteriell), Flavonoide (sekundäre Pflanzenstoffe, die freie Radikale unschädlich machen und krebsvorbeugend wirken sollen), Gerbstoffe (verdichten die oberste Zellschicht der Schleimhäute und verhindern das Eindringen von Bakterien und Viren), Saponine (schleimlösend und entkrampfend),

Kaffeesäure (antioxidativ: freie Radikale werden neutralisiert), Schleimstoffe (beruhigen gereizte Schleimhäute)

Medizinische Anwendung:

Lindenblüten: schweißtreibend, harntreibend, schleimlösend, krampfstillend, entzündungshemmend
Lindenkohle: entgiftend und entzündungshemmend

Planetenzugehörigkeit: Jupiter

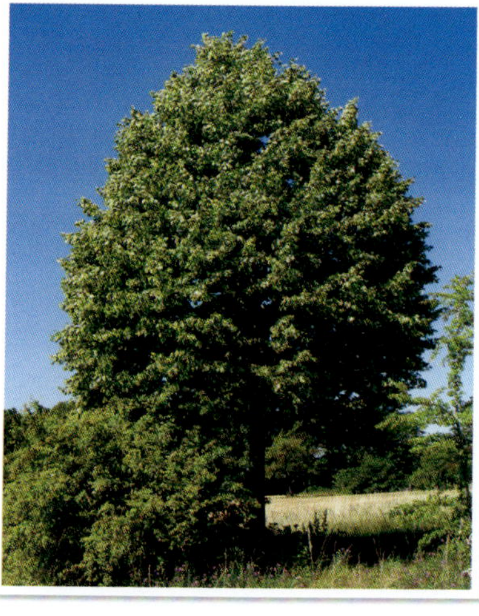

Einleitung

„Wo wäre eine Linde in deutschen Landen – und gewiss ist es in anderen auch so –, unter der nicht eine Bank stünde oder neben der sich nicht eine Kapelle befände. Die Schönheit ihres Baues, das Überdach ihres Schattens und das gesellige Summen in ihren Zweigen laden dazu ein."

Adalbert Stifter (1805–1868)

Als ich vor einigen Jahren mit meinem Mann auf der Ostseeinsel Usedom mit dem Fahrrad unterwegs war, sind wir kreuz und quer über die Insel gefahren und immer wieder an zwei Lindenalleen vorbeigekommen, deren betörenden Duft wir schon von Weitem wahrnehmen konnten. Seitdem sind blühende Linden für mich der Inbegriff von Sommer: In den Bäumen summt und brummt es und ein warmer Lindenduft erfüllt die Luft.

Was Adalbert Stifter vor über 150 Jahren bemerkte, gilt auch heute noch: Es lohnt sich immer, eine Pause unter Linden zu machen.

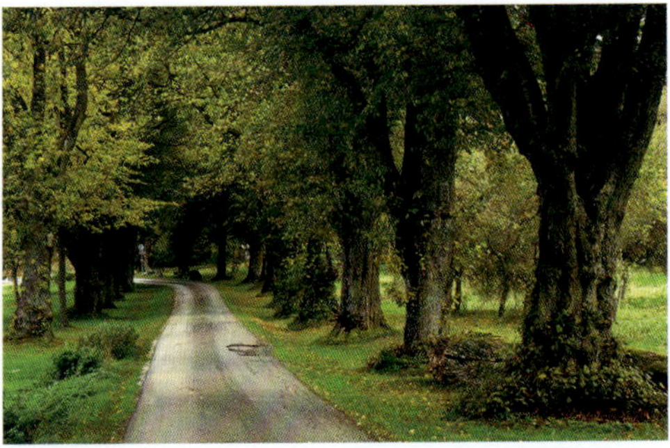

Der botanische Name *Tilia* könnte sich von dem griechischen *tilos* = Bast ableiten. Auch der deutsche Name „Linde" weist in seinem Wortstamm „Lein" auf eine Verbindung zu dem Stoff „Leinen" hin: Tatsächlich hat die Linde einen feinen Bast, der früher zu Schnüren oder Fäden verarbeitet wurde. Der Name „Linde" könnte sich allerdings

auch auf das germanische Wort *linda* beziehen, was „Band“ oder „Binde“ bedeutet und auf die Verwendung von Lindenbast für Bindearbeiten hindeutet. Ich persönlich favorisiere die Idee, dass der Wortstamm auf das „gelinde“ Wesen der Linde hinweist. Sie ist ein menschenfreundlicher Baum, den man häufig auch auf Schulhöfen findet, da er übermäßige Aggressivität zu lindern weiß.

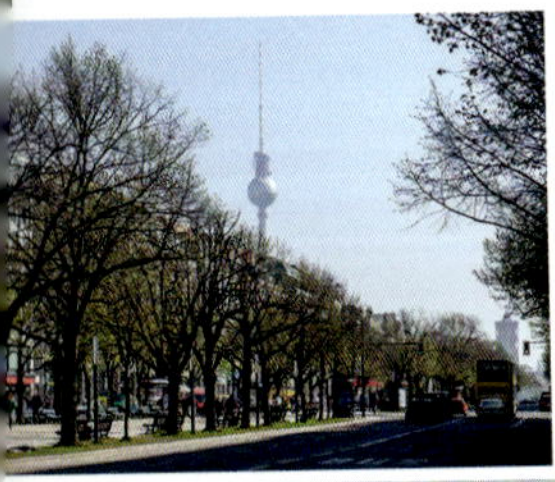

Früher gab es zahlreiche Alleen, die beidseitig mit Linden bestanden waren. Darauf weisen noch heute Straßennamen hin, wie z. B. „Unter den Linden“ oder „Lindenallee“. Mit zunehmendem Straßenverkehr ging der Bestand der Linden aber stark zurück – sie vertragen die Auto- und

Industrieabgase nicht und verkümmern. Welche große Rolle die Linde für die Menschen gespielt hat, zeigt sich auch in vielen Orts- und Familiennamen. Und:

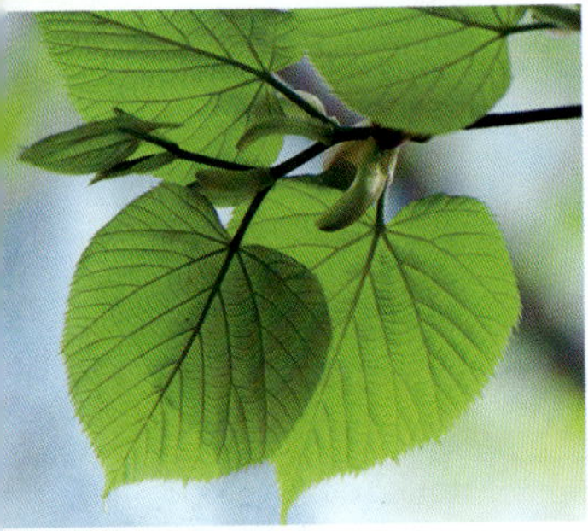

Die Form des Lindenblattes ist ein Herz, unsere „menschliche Mitte“. Die Verbindung der Linde zu einer „Mitte“ oder dem „Herz“ wird auch darin deutlich, dass in der Dorfmitte häufig eine Linde gepflanzt wird – früher wurde darunter sogar getanzt. Noch heute gibt es im Bayrischen die sogenannten „Tanzlinden“. Sogar nach der deutschen Wiedervereinigung 1991 spielte die Linde eine Rolle: Damals wurde im Mittelpunkt Deutschlands, im thüringischen Niederdorla, eine „Kaiserlinde“ gepflanzt.

„Heiliges Holz“, so wurde Lindenholz früher genannt. Was machte dieses Holz heilig? Da es sehr leicht bearbeitet werden konnte, wurde es für Schnitzereien, vor allem für die Innenausstattung von Kirchen, verwendet: Filigrane Kanzeln, Emporen und sonstiges Zierwerk ließen sich gut aus dem weichen und dennoch widerstandsfähigen Holz herstellen. Aber die Linde begleitete unsere Ahnen auch im Alltag auf Schritt und Tritt: Aus dem weichen Lindenholz wurden viele Gegenstände hergestellt, zum Beispiel Holzschuhe, Spielzeug, Löffel oder Schüsseln.

Die Linde hat von jeher eine hohe Symbolkraft für die Menschen und spielt in vielen Sagen und Mythen eine Rolle. So zum Beispiel auch in der berühmten Nibelungensage: Der Held Siegfried besiegt einen Lindwurm (althochdeutsch *lint* = „Schlange“), badet in dessen Blut und wird dadurch unverwundbar – bis auf eine Stelle zwischen den

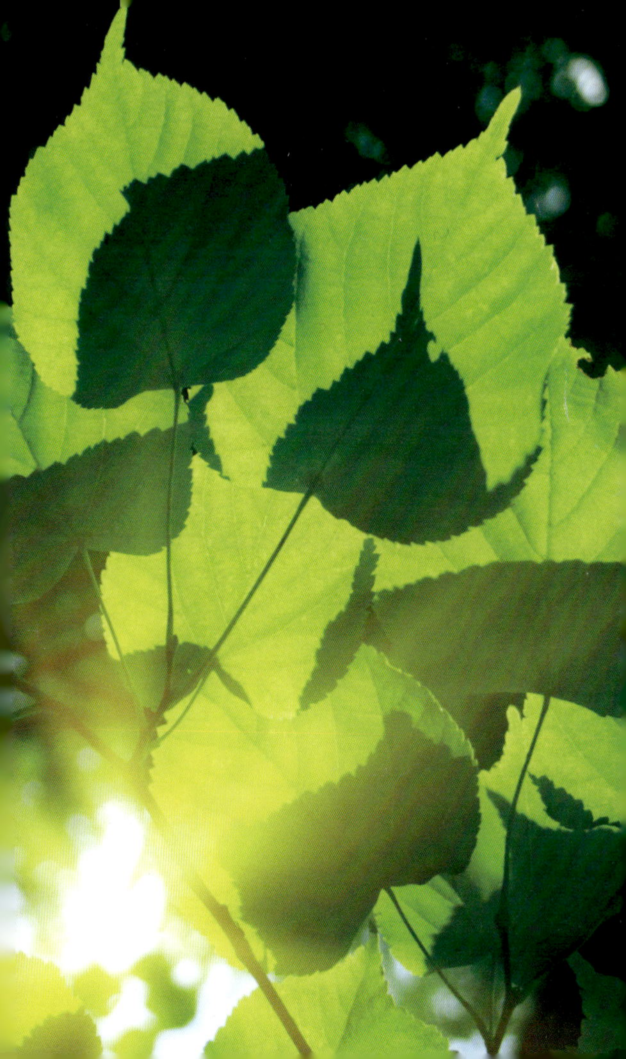

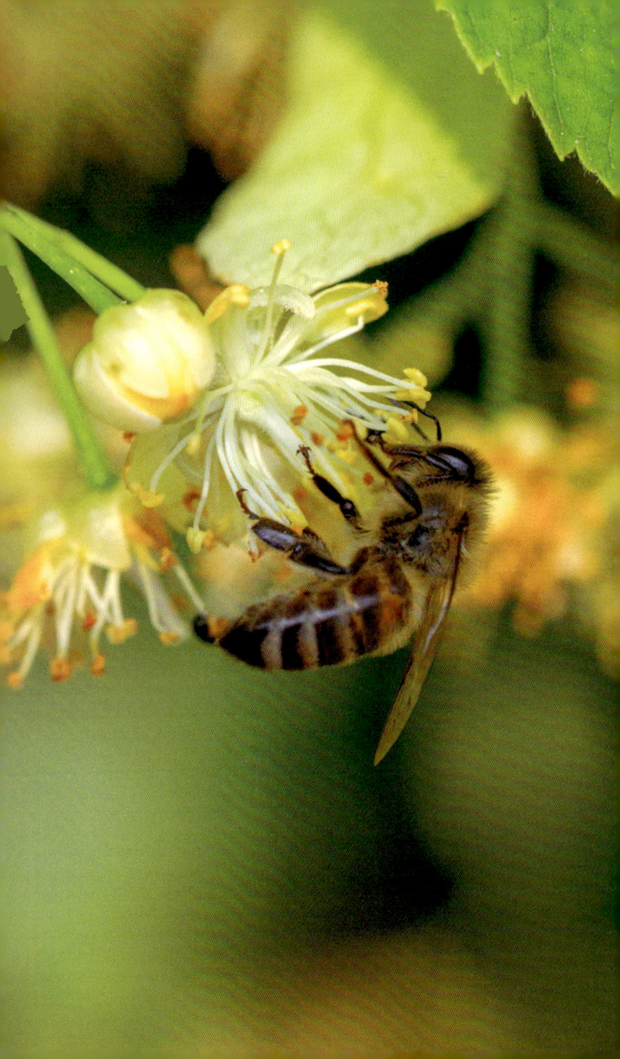

früher blüht als die Winterlinde. Wer spät mit dem Pflücken beginnt, sollte also eher nach Winterlinden Ausschau halten.

Gepflückt wird nur das hellgrüne Tragblatt mit den Blüten. In der Regel sind an einem Tragblatt 2 bis 3 Blüten offen, 1 bis 2 sind noch geschlossen und 2 oder 3 fangen schon an, Samen zu bilden. Das ist meistens so, außer man erwischt tatsächlich den optimalen Zeitpunkt der Jahreszeit, der Wärme und der Sonneneinstrahlung – aber das habe ich in all den Jahren vielleicht 3-mal erlebt. Am besten pflückt man die Blüten mit Tragblatt ab, indem man den Ast mit einer Hand festhält und mit der anderen pflückt.

Sammeln Sie die Lindenblüten bei Sonnenschein, denn dann werden große Mengen an ätherischen Ölen in den Blüten gebildet. Legen Sie dann die Blüten locker in Papiertüten. Und passen Sie gut auf, dass keine Biene an der Blüte sitzt, die vielleicht zustechen könnte.

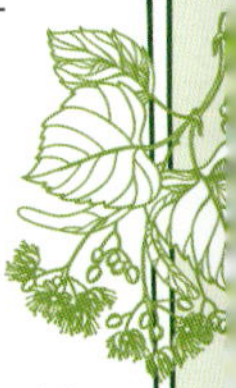

Das Sammeln von Lindenblüten

Das Sammeln von Lindenblüten ist eine schöne Arbeit, vorausgesetzt man kann die Blüten gut erreichen. Wenn keine Leiter zur Hand ist, muss man sich anderweitig zu helfen wissen. (Ich bin sogar schon auf Trafohäuschen, Schuttberge und Dixi-Klos geklettert, um die Blüten zu ernten.) Wenn man es aber irgendwie geschafft hat oder der Baum tatsächlich so tiefe Äste hat, dass man einfach nur pflücken muss, gilt es aufzupassen: Lindenblüten pflücken kann süchtig machen! Man kann einfach nicht aufhören zu sammeln, denn eine Blüte ist schöner als die andere und es ist schwer, wirklich nur so viele zu sammeln, wie man benötigt.

Gesammelt werden die Blüten von Sommer- und Winterlinde zwischen Juni und August. Meist setzt die Blüte im Juni ein, wobei die Sommerlinde ca. 2 Wochen

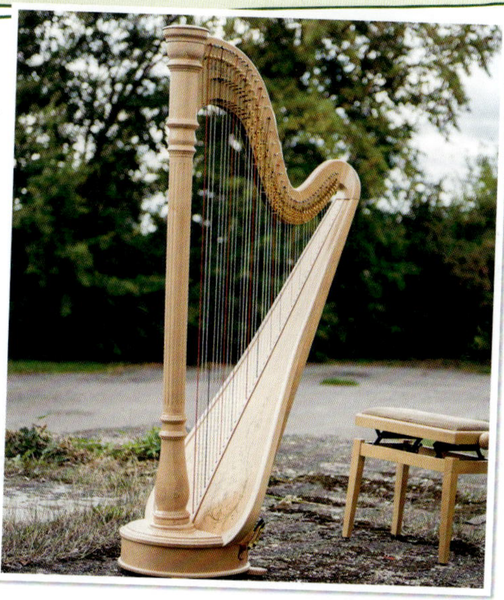

Es lässt sich gut zu Holzspielzeug oder filigranen Krippenfiguren verarbeiten. Vor allem im Instrumentenbau wurde und wird es gerne genommen, da es sich in alle Richtungen gut schneiden lässt. Klaviertastaturen, Orgelpfeifen und Harfen sind häufig aus leichtem Lindenholz hergestellt.

Schulterblättern, auf die sich während des Bades ein Lindenblatt gelegt hat. Seine Frau verrät die verwundbare Stelle, sodass Siegfrieds Widersacher Hagen ihn hinterrücks erstechen kann.

Unsere Ahnen verehrten die Linde als Baum, der Freyja geweiht war, der Göttin der Liebe, der Ehe und des freundlichen Umgangs miteinander. Sie sahen im Lindenbaum das schützende und behütende Gemüt der Göttin und brachten ihm deshalb Opfergaben dar. Im Zuge der Christianisierung wurde aus der „Freyja Linda“ die „Marienlinde“. Als Baum Freyjas und Marias sagte man der Linde nach, sanft, aber dennoch klar die Wahrheit ans Licht zu bringen – Grund genug, um bis zum Ende des 18. Jahrhunderts unter Linden Gerichtsverhandlungen abzuhalten.

Vorkommen

Die **Winterlinde** *(Tilia cordata)* liebt mineralreiche, trockene Erde mit einem geringen Humusanteil. Sie ist in Europa weit verbreitet, fehlt jedoch in Irland und Nordskandinavien völlig. Auch auf der Iberischen Halbinsel und den südlichen Balkaninseln ist sie nicht zu finden.

Die Winterlinde wächst vom Tiefland bis in einer Höhe von 1500 m und bevorzugt flache, aber auch tiefgründige Böden. Sie kommt zwar gut mit schattigen Flächen aus, mag aber sommerwarme, trockene und geschützte Lagen lieber.

Gerne lebt sie in Nachbarschaft mit anderen Laubbäumen, wie zum Beispiel Eichen, Buchen, Eschen, Vogelkirschen und Ulmen. Die Winterlinde vermehrt sich häufiger über ihre Wurzeln als über die Samen.

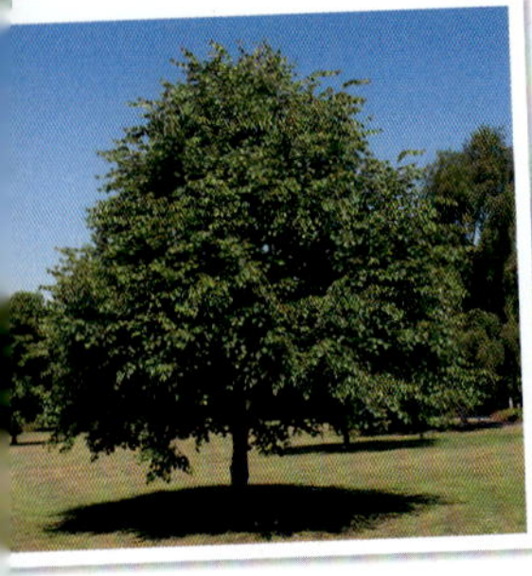

Winterlinde

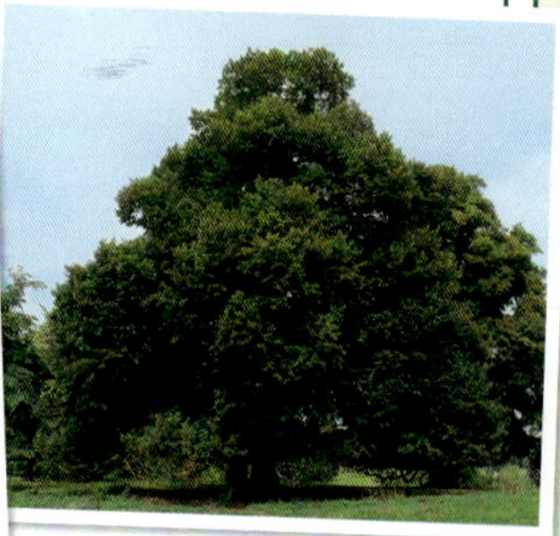

Sommerlinde

Die **Sommerlinde** *(Tilia platyphyllos)* finden wir in dichter Nachbarschaft mit Ahorn, Esche, Ulme und Buche – also im klassischen Laubwald Mitteleuropas. Sie wächst schnell heran und kommt gut mit Schatten zurecht.

Die Sommerlinde bevorzugt lockere, frische und gut durchlüftete Lehmböden in sommerwarmen, feuchten Lagen. Außer im hohen Norden ist sie in ganz Europa verbreitet und bis in 1500 m Höhe in den Alpen zu finden.

Beschreibung

Wenn die Linde im Herbst nicht gestutzt wird, wie man es vielerorts sieht, entwickelt sie sich zu einem stattlichen Baum mit weit ausgebreiteten Ästen und einer Höhe von bis zu ca. 30 m. Tritt man ein paar Meter zurück, erkennt man deutlich die Herzform in der Krone des Baumes. Die gesägten und herzförmigen Blätter sind spitz zulaufend und haben einen Stiel.

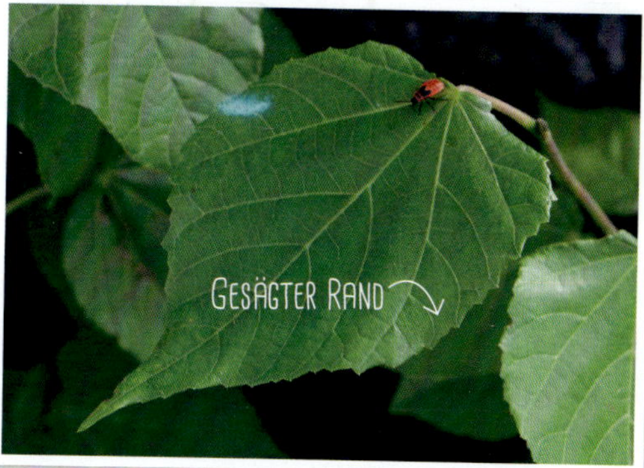

in einen Rausch. Sie sind von frühmorgens bis zur Dämmerung unterwegs, um den Lindennektar zu holen. Sie fliegen unentwegt zwischen den Linden und dem Bienenstock hin und her und vergessen dabei alles andere – auch dass sie Wasser und ab und zu eine Pause brauchen. Sie fliegen so lange hin und her, bis sie vor Erschöpfung tot umfallen. Es ist zwar traurig anzuschauen, aber wohl nicht zu verhindern: Die Bienen erliegen dem betörenden Duft der Linden.

Die Wirkung der Lindenblüten auf den Menschen ist allerdings durchweg positiv und hat eine lange Tradition: Sie werden seit Jahrhunderten als Heilmittel eingesetzt. Leider kommen heute immer weniger Menschen zu den Linden, um sich für den Winter mit den Blüten einzudecken. Und wenn, dann sind es die älteren Leute, die den hohen Wert der Lindenblüten noch von früher kennen. Lassen Sie uns in diesem Büchlein gemeinsam die Linde neu entdecken!

Vorwort

Die Linde barg für mich lange ein Rätsel: Auf einer meiner Kräuterwanderungen kamen wir jedes Jahr an einer Lindenallee vorbei. Der intensive, süßliche Geruch schlug uns schon von Weitem entgegen und ein tiefes Brummen war zu hören: Tausende von Bienen verwandelten den Baum in ein bewegliches Objekt – es sah so aus, als würde sich der Baum selbst bewegen. Erst beim Näherkommen sahen wir, woran das lag. Und jedes Jahr wieder fanden wir Hunderte von toten Bienen, die rund um die Linde auf dem Boden lagen. Lange habe ich spekuliert, ob die Bäume wohl gespritzt wurden und die Bienen daran gestorben sind oder ob es sich um eine Krankheit handelte. Erst als ich einen Imker kennengelernt habe, erfuhr ich den wahren Grund: Wenn die Linden zu blühen beginnen, geraten die Bienen

Inhalt

Linde

TILIA

Wohltuendes aus der Natur

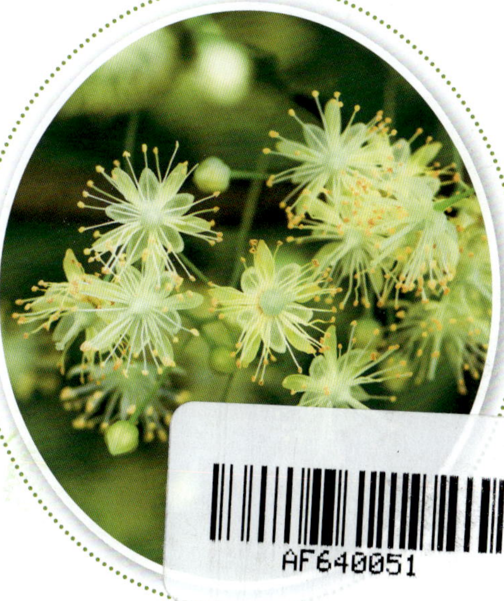

tosa